DES DIVERSES MÉTHODES

D'ANTISEPSIE

DANS LE TRAITEMENT

DE LA

TUBERCULOSE PULMONAIRE

PAR

Le Docteur ERNEST MOUTON

LAURÉAT DE LA FACULTÉ DE MÉDECINE DE PARIS

MÉDECIN CONSULTANT A CANNES

PARIS

J.-B. BAILLIÈRE ET FILS

LIBRAIRES-ÉDITEURS

19, rue Hautefeuille, 19

1888

D'ANTISEPSIE

DANS LE TRAITEMENT

DE LA

TUBERCULOSE PULMONAIRE

Depuis que Villemin et, après lui, de nombreux expérimentateurs ont démontré la contagiosité de la tuberculose et que Koch a découvert l'agent spécifique de cette virulence, la thérapeutique de la redoutable affection s'est trouvée forcément modifiée.

Aujourd'hui le clinicien ne voit pas seulement dans le tuberculeux un organisme épuisé où la cellule vivante évolue en tubercule et qu'il faut restaurer à l'aide d'une bonne alimentation et d'une médication reconstituante; il y voit aussi un foyer d'infection parasitaire contre lequel il faut tenter de réagir par de puissants antiseptiques.

Médication antiparasitaire et médication reconstituante, tels sont donc nécessairement les deux facteurs d'un traitement rationnel de la tuberculose.

Nous ne nous occuperons ici que de la médication antiseptique et nous chercherons quel est ou quels sont, dans la pratique, les agents qui nous paraissent devoir le mieux remplir cette indication : *atteindre et combattre le bacille dans l'organisme.*

Pendant ces dernières années, on a essayé de nouvelles méthodes d'administration des antiseptiques sans en retirer des résultats réellement satisfaisants, comme le montre le docteur Eloy dans un remarquable article sur « l'Antisepsie

médicale dans la tuberculose pulmonaire » (1). « On s'est
» efforcé, nous dit-il, d'atteindre le bacille dans ses foyers
» pulmonaires par trois procédés : les inhalations, les in-
» jections pulmonaires intra-parenchymateuses, enfin la
» véhiculation par le sang des substances susceptibles
» d'agir sur le microbe en s'éliminant par les voies respi-
» ratoires. Quelle est la valeur pratique de ces procédés ? »

M. Eloy cite les divers produits employés en inhalations
et vaporisations (iodure de potassium, iode, iodoforme,
acides fluorhydrique et phénique, benzoate de soude, etc.)
et constate avec Senator, Waldenburg et le professeur Jac-
coud que, lorsque ces antiseptiques n'ont pas déterminé
d'accidents trachéo-bronchiques, ils n'ont donné que des
résultats négatifs ou « n'ont eu d'autre avantage que de fa-
ciliter l'expectoration et de déterger les surfaces broncho-
pulmonaires ». C'est peu.

Les injections intra-parenchymateuses de nitrate d'argent,
de permanganate de potasse, de teinture d'iode, d'iodoforme, de bichlorure de mercure, n'ont pas répondu da-
vantage aux espérances d'abord fondées sur elles. « Après
» une renommée éphémère, ces injections se font mainte-
» nant oublier. Pourquoi s'en étonner? *L'innocuité des ponc-*
» *tions est mise en doute* et la valeur curative du procédé
» n'est pas démontrée. » Il semble, en effet, que tout trau-
matisme, si léger qu'il soit, qui agit dans un point malade
d'un organe interne ne peut en aucune façon y supprimer
le mal par l'introduction de quelques gouttes d'une solution crue antiseptique; le sang contenant le bacille continue
à parcourir le même trajet avec la rapidité connue de la
circulation et à y apporter la maladie. Il y aurait plutôt, à
cause de la blessure, une évolution plus rapide de la tuberculose vers l'endroit traité dans le parenchyme.

La véhiculation par le sang des agents antiseptiques a
été effectuée suivant deux procédés : les injections hypo-
dermiques et les injections gazeuses rectales. Les injections

---

(1) *Gazette hebd. de Médecine et de Chirurgie* (4 mars 1887).

sous-cutanées de vaseline iodoformée essayées par M. Dujardin-Beaumetz n'ont produit que quelques améliorations : une atténuation de la toux et une diminution de l'expectoration. Quant aux injections d'eucalyptol pratiquées par M. Bouveret, « *les malades les acceptaient avec répugnance, redoutant les douleurs locales, les maux de tête et les étourdissements consécutifs.* » Du reste, si l'eucalyptol modère la toux par ses effets antispasmodiques, il ne guérit pas la phtisie (Rabuteau) et n'exerce aucune action nocive sur le bacille, comme l'ont montré les expériences de MM. Coze et Simon et celles de M. Dujardin-Beaumetz (1).

Malgré de nombreux essais, les injections gazeuses rectales n'ont pas donné de succès assez marqués pour entrer dans la pratique médicale. Dans certains cas, dans l'emphysème surtout, elles ont diminué la dyspnée et calmé la toux en facilitant, suivant M. Renault (2), les échanges gazeux dans le réseau capillaire du poumon. Dans la tuberculose, ces résultats ne se sont pas toujours manifestés ; bien plus, *les injections gazeuses provoquent parfois des accidents congestifs graves* (M. de La Roche) et leur contre-indication n'est pas rare. Enfin M. Chantemesse a constaté qu'*après comme avant le traitement les crachats contenaient des bacilles en nombre sensiblement égal.* Il est probable que, parmi les antiseptiques employés en injections rectales (acide sulfhydrique, sulfure de carbone, iodoforme, etc.), les uns sont dépourvus d'action sur le bacille, tandis que pour d'autres ce mode d'administration serait défectueux.

Ainsi, les nouvelles méthodes d'antisepsie, inhalations et fumigations, injections intra-pulmonaires, injections sous-cutanées et injections gazeuses rectales, n'ont pas réalisé les espérances de leurs expérimentateurs et ne constituent pas un traitement sur l'efficacité et sur l'emploi pratique duquel il soit permis de compter. Ce qu'il faut au praticien, c'est suivant la conclusion de M. Éloy, « *un agent anti-virulent qui à*

(1) Comptes rendus de l'Académie de Médecine.
(2) *Bulletin de la Société médicale des hôpitaux* (28 janvier 1887).

la fois soit suffisamment nécrophytique contre le bacille de la tu-
berculose et inoffensif vis-à-vis des cellules vivantes. »

Y a-t-il dans l'arsenal thérapeutique quelque agent sus-
ceptible de remplir ces deux conditions d'antisepsie et d'innocuité? Les expériences pratiquées avec les divers antiseptiques vont répondre à cette question.

Parmi ces expériences, celles du professeur Coze et du
docteur Simon (de Nancy) méritent particulièrement d'être
signalées tant pour le nombre des antiseptiques mis à l'es-
sai que pour le mode d'opérer des expérimentateurs.

« Dans une première série d'essais, rapportent MM. Coze
» et Simon (1), nous avons cherché à enlever aux bacilles
» leurs propriétés virulentes : nous avons mélangé 40 cen-
» tigrammes environ de crachats de phtisiques, dans les-
» quels nous avions préalablement constaté la présence des
» bacilles, avec différentes substances antiseptiques ; puis,
» après un contact de 48 heures, nous les avons injectés à
» un certain nombre de cobayes au niveau de la région de
» l'aine. Les substances employées ont été : le bichromate
» de potasse, le sublimé, l'hydrogène sulfuré (solution sa-
» turée), la créosote du hêtre, l'eucalyptol. »

MM. Coze et Simon ont sacrifié les animaux 22 jours après
l'inoculation. A l'autopsie, ils ont constaté la présence de
granulations tuberculeuses chez les cobayes injectés de crachats mélangés avec l'eucalyptol, le bichromate de potasse
et l'hydrogène sulfuré ; *chez les animaux injectés de crachats*
additionnés de sublimé et surtout de créosote, l'évolution tuber-
culeuse avait été entravée. En conséquence, parmi les substances expérimentées, la créosote et le sublimé seuls annihi-
leraient par un contact prolongé les propriétés virulentes des
bacilles.

« Dans une deuxième série de cas, continuent MM. Coze
» et Simon, nous avons recherché si l'on pourrait obtenir

______

(1) *Bulletin général de thérapeutique* de M. Dujardin-Beaumetz (30 mars
1884).

» quelques résultats en injectant tous les jours aux ani-
» maux, immédiatement après l'inoculation, des médicaments
» antiseptiques dissous de manière à réduire le plus possible
» l'irritation locale. A ce point de vue, nous avons essayé
» les préparations suivantes : hélénine, sublimé, eucalyptol,
» benzoate de soude, styrone, arséniate de soude, créosote
» du hêtre, sulfure de sodium, thymol, hydrogène sul-
» furé. »

Dans cet ordre d'idées, « les médicaments employés, y compris le sublimé, n'ont donné que des résultats négatifs. » Toutefois, MM. Coze et Simon font une réserve en faveur de la créosote *qui leur a paru retarder le processus tuberculeux et diminuer l'intensité des lésions ;* ils concluent de ces études expérimentales que *l'emploi de la créosote leur paraît justifié dans le traitement de la phtisie.*

Ainsi, un fait ressort clairement de ces essais de MM. Cozé et Simon : *la créosote en contact direct avec le bacille, exerce sur lui une action nécrophytiqne.*

La clinique confirme-t-elle ces conclusions de la médecine expérimentale? Nos essais, une expérience de plusieurs années du traitement créosoté nous permettent de dire que la créosote, administrée d'une façon rationnelle à l'intérieur, contribue plus que tout autre agent médicamenteux à arrêter les progrès de la diathèse tuberculeuse. Et nous regrettons que MM. Coze et Simon n'aient pas choisi, pour établir d'une manière encore plus évidente l'efficacité de la créosote, l'ingestion dans l'estomac d'une solution parfaite dans un liquide hydro-alcoolique, au millième de créosote, semblable à celle que nous donnons aux malades. Ayant ainsi la possibilité de faire pénétrer, dans des conditions physiologiques et non expérimentales, la créosote dans l'intimité des tissus et pouvant continuer avec patience le traitement pendant un mois et plus, et d'un autre côté alimentant le plus possible les cobayes rendus malades, nos honorables confrères pouvaient espérer des résultats plus appréciables et peut-être la guérison de la tuberculose justifiée par l'autopsie des cobayes traités.

Pour retirer, en effet, de la médication créosotée le maximum de possibilité thérapeutique, certaines conditions sont absolument indispensables :

1° *La créosote doit être donnée à la dose de 20 à 40 centigrammes par jour, et sous une forme pharmaceutique qui en rende l'absorption complète et l'arrivée dans le fluide sanguin ;*

2° *Le traitement doit être longtemps continué, et, par conséquent, il est essentiel que la créosote, caustique à l'état pur, soit dissoute et fortement diluée, de façon à ne déterminer dans l'organisme aucun trouble inflammatoire.*

Or, comment administrer 20 à 40 centigrammes de créosote par jour sans provoquer de désordres phlegmasiques chez les sujets soumis à ce traitement ? On ne saurait recourir à la voie hypodermique à cause de la trop grande quantité de liquide qu'il faudrait injecter. Les voies digestives seules peuvent se prêter, sans en être incommodées, à l'absorption quotidienne de cette dose de créosote, à la condition toutefois que celle-ci soit *complètement dissoute et fortement étendue.* Cette méthode n'est pas nouvelle sans doute : elle a été exposée, il y a quelques années, non seulement avec autant d'autorité que de talent, mais avec preuves à l'appui, par le professeur Bouchard qui en a retiré à l'hôpital de Bicêtre des résultats remarquables (1). Néanmoins, il n'est pas inutile d'en rappeler les principes ; car, c'est pour les avoir trop souvent négligés, que bon nombre de praticiens se sont ménagé des mécomptes dans l'emploi de la créosote.

La dissolution de la créosote constitue donc un des facteurs les plus importants de son administration et de son rôle thérapeutique ; le choix de son véhicule, du dissol-

---

(1) Note sur l'emploi de la créosote vraie etc. G. Masson, Paris, 1877.

vant, ne mérite pas moins de fixer l'attention. Par lui, l'absorption du médicament s'effectue totalement ou d'une façon incomplète. Quand on choisit les huiles comme dissolvant de la créosote, on ne saurait compter sur l'absorption totale de l'antiseptique ingéré : une partie seulement est assimilée, après émulsion dans l'intestin grêle ; le reste est rejeté avec les fèces où la créosote révèle sa présence par une odeur *sui generis*. On distingue aussi parfois l'odeur particulière de l'huile ; c'est là un fait que nous avons constaté avec l'huile de foie de morue créosotée.

D'après nos essais, l'alcool est sans contredit le meilleur dissolvant de la créosote, l'eau intervenant alors comme agent de la dilution. La solution de créosote ainsi obtenue a l'avantage de n'exiger, pour être absorbée et assimilée, aucun travail préparatoire ni dans l'estomac ni dans les intestins ; éminemment endosmotique, elle baigne la muqueuse des voies digestives et de là passe avec la plus grande facilité dans les vaisseaux sanguins, véhiculant ainsi l'antiseptique dans l'organisme tout entier.

Dans notre pratique journalière, nous employons depuis environ cinq années une Solution hydro-alcoolique de créosote où le phosphate de chaux se trouve, il est vrai, associé à la créosote (1). Nous avons préféré cette Solution à toute autre, parce que la créosote qu'elle contient, avec son odeur de goudron et ses réactions chimiques, est bien la créosote vraie de goudron de hêtre, parfaitement dissoute. De plus, avec le procédé d'administration qu'a indiqué l'auteur de ce produit (une cuillerée à bouche dans un demi-verre d'eau sucrée), la Solution, en conservant toute sa force pour la lutte contre les bacilles, est inoffensive pour la gorge, l'estomac et l'intestin. L'adjonction dans chaque cuillerée de 50 centigrammes de chlorhydro-phosphate de chaux,

---

(1) Cette solution est désignée dans le commerce pharmaceutique sous le nom de *Solution Pautauberge au chlorhydro-phosphate de chaux créosoté*, et a été envoyée de Paris à nos pharmaciens. — D^r M.

reconnu comme le plus assimilable des sels calciques, est heureuse ; car le malade reçoit ainsi, en une seule administration, le reconstituant le plus approprié à son état et l'antiseptique le plus énergique, on peut dire le seul efficace dans le traitement abortif et curatif de la tuberculose.

La Solution contient 10 centigrammes de créosote de hêtre par cuillerée. Prescrivant une dose de 2, de 3, ou de 4 cuillerées en moyenne par jour, c'est donc 20 à 40 centigrammes de créosote que nous faisons ingérer quotidiennement à nos malades. Cette dose est totalement résorbée. L'odeur de la créosote, bien caractéristique pourtant, ne se retrouve nullement dans les substances excrémentitielles et le médicament est bien toléré par les voies digestives. Portée à cette dose dans le sang, la créosote [manifeste, après un traitement de dix à quinze jours environ, une puissante action antiseptique sur l'organisme atteint par le bacille. La proportion des éléments bacillaires diminue dans les crachats, qui changent d'aspect et de couleur et deviennent de moins en moins purulents.

Les résultats de nos observations recueillies sur une centaine de malades que nous avons assez longtemps soignés diffèrent selon le degré de la maladie auquel nous avons commencé leur traitement. Il y a de grandes différences entre les cas de tuberculose ulcéreuse pris au premier degré et ceux pris au deuxième ou troisième degré. Dans ce dernier cas, les guérisons ne sont plus obtenues ; mais les améliorations des symptômes, prolongeant et adoucissant longtemps l'existence, peuvent se produire sous l'influence du traitement.

D'après de consciencieuses statistiques, conformes aux résultats de notre pratique, le retour à la santé, sauf accident ou impossibilité d'absorber les remèdes nécessaires, a été obtenu 23 fois sur 100 au deuxième degré ; dans le reste des cas, l'amélioration est survenue chez 30 0/0 des malades soignés. C'est dans des cas de ce genre que l'action de la créosote, aidée par le chlorhydro-phosphate de chaux et aussi par le fer, donné à un autre repas sous une forme assimilable, parvient à amener ces succès. Nous avons obtenu une amélioration remarquable et qui ne s'est pas démentie chez deux personnes qui, ayant déjà chacune une petite excavation dans l'un des poumons, ont eu ce bonheur que le mal soit resté limité et n'ait pas envahi le reste des organes respiratoires : avec une bonne hygiène, une vie calme et de prudentes promenades, et en reprenant tous les mois le traitement créosoté et phosphaté pendant deux semaines, elles mènent une vie agréable, ne gardent le lit que la nuit, ne toussent presque plus, — cela depuis deux ans.

Dans le premier degré, si le malade n'a ni le diabète, ni la syphilis, ni d'antécédents héréditaires, s'il n'est pas alcoolique et si des excès n'ont pas usé sa force, si l'appareil digestif est bon, *il a huit chances sur dix d'obtenir la guérison définitive.* Il est bien évident qu'un tel résultat ne saurait être atteint qu'à la condition de mener une vie calme, d'habiter un logement sain et de savoir se préserver des bronchites. Les cas où nous avons à soigner la tuberculose au premier degré sont plus rares que les cas plus avancés, car il y a toujours une certaine attente avant de demander des soins sérieux, Nous les traitons surtout par la Solution de créosote et de phosphate de chaux comme les autres ; en outre, par la liqueur de Fowler qui est utile au début (quatre gouttes, jusqu'à dix par gradation, prises en une seule fois, et cessées pour toujours après un mois au plus), par le fer et le quinquina et par les révulsifs, vésicatoires répétés sur le point qui est atteint ; et nous recherchons attentivement s'il y en a d'autres qui s'envahissent. Nous avons ainsi guéri six cas, dont deux chez des dames étrangères du Nord, une personne de Cannes et trois jeunes gens de Cannes également, qui avaient eu au début de graves hémoptysies. Les guérisons des deux dames du Nord ne se démentiront pas ; deux ans se sont écoulés pour la première, une année pour l'autre.

Quand la phtisie passe au second degré et s'aggrave, et qu'un souffle précurseur des râles se montre en un point, nous ajoutons au traitement que nous avons indiqué une potion au quinquina et à l'iodure de potassium (40 à 50 centigr. par jour), et des révulsifs au point menacé, surtout les vésicatoires répétés, puis les badigeonnages d'iode et les points de feu. L'iodure de potassium, conseillé par Lebert, donne un excellent résultat.

Dans les cas graves au troisième degré, quand l'intestin est resté bon et qu'aucune complication hépatique ou autre ne gêne rien, nous nous trouvons bien de la terpine à la dose de un gramme par jour, en solution dans 20 grammes d'alcool éthylique et absorbé en deux fois dans la journée, dans un demi-verre d'eau sucrée ; et nous portons au plus haut degré possible la Solution créosotée et chlorhydro-phosphatée, sans toutefois dépasser 80 centigrammes de créosote, répartis dans la quantité d'eau proportionnelle, en quatre fois, Un homme de trente ans, atteint de pneumothorax droit tuberculeux, soumis à ce traitement il y a deux ans, est vivant et ne garde pas la chambre.

En résumé, aux divers degrés de la tuberculose pulmonaire, notre premier soin est d'instituer le traitement antiseptique pour lutter contre la virulence des bacilles, soustraire à leur invasion les tissus restés sains et diminuer leur nombre et leur nocivité dans les organes atteints, de manière à amener progressivement l'induration des tubercules. Cette antisepsie, nous la produisons toujours au moyen de la créosote qui, de tous les antiseptiques, est le seul dont l'action sur le bacille soit aujourd'hui incontestée et qui puisse être introduit dans le sang en quantité suffisante pour détruire l'élément caractéristique de la tuberculose sans léser en aucune façon l'organisme ; mais il faut ajouter que le praticien n'a la certitude d'obtenir le résultat recherché qu'à la condition d'employer la créosote sous une forme bien tolérée qui en permette l'administration prolongée, journalière et l'absorption intégrale. A cet égard, la Solution à la créosote et au phosphate de chaux nous a toujours donné, chez les malades dont nous avons pu suivre régulièrement la maladie, des effets curatifs ou au moins bienfaisants.

On trouvera dans les observations suivantes, avec les détails des symptômes et du traitement, des exemples incontestables de l'arrêt complet du mal sous l'influence de ce médicament, laissant indemnes et hors de danger des sujets gravement atteints.

Le fer, le quinquina, le chlorhydro-phosphate de chaux ne pourraient, alors que le sang est semé de bacilles, mettre un obstacle à l'évolution fatale vers la mort, si, en tête de ces médicaments utiles au relèvement de l'organisme, n'était celui qui tue le vivace ennemi, dont la reproduction se fait par milliards, quand ce véritable spécifique ne se trouve pas dans le sang.

OBSERVATIONS

1re observation. — S....., dame parisienne, vingt-cinq ans. Toux, chaleur le soir, craquements secs au sommet, à droite et en avant ; crachats abondants, muqueux, souffle dans plusieurs points à droite. Venue fin octobre, retournée dans le Nord au commencement de mai. Traitement interne : la Solution créosotée et phosphatée (20 à 30 centigrammes de créosote par jour), additionnée de toniques au quinquina et au fer ; Iodure de potassium pendant trois semaines, au début seulement, 50 centigrammes par jour. Révulsifs sur la peau, vésicatoires, teinture d'iode.

Au bout de vingt jours, amélioration sensible ; trois mois après, plus de toux, aucune trace du mal à l'auscultation. Guérison complète.

2me *observation*. — N....., dame de trente ans, étrangère à Cannes, mais de la région méridionale. Toux depuis deux mois ; la maladie limitée au sommet du poumon droit, bruit un peu cavitaire sur une petite étendue, en avant, vers la troisième côte, au-dessus du sein. Un peu de glycosurie, observée au bout de quinze jours de traitement, fait supprimer le sucre dans les médicaments et les aliments et prescrire les azotés et le pain de gluten. Solution créosotée et phosphatée, ferrugineux, terpine à 1 gramme par jour, iodoforme.

Une amélioration de l'auscultation et de la toux, la disparition des crachats, la diminution du petit bruit cavitaire faisaient prévoir, au départ, la guérison pour longtemps assurée (fin avril 1885).

3me *observation*. — X....., dame d'origine anglaise, d'environ trente ans. Au sommet gauche, en avant : souffle cavitaire, quelques râles à l'auscultation ; le long de l'omoplate gauche, à son bord interne, souffle sur quelques centimètres dans l'espace compris entre l'omoplate et l'épine dorsale ; à un moment, suppression des règles. Traitement interne : Solution créosotée et phosphatée, terpine à 1 gramme par jour, extrait de quinquina et toniques ferrugineux, cela en 1884.

Diminution de la toux, suppression presque complète des crachats, retour des époques menstruelles. Fin 1884 et 1885, absence du bruit cavitaire et retentissement sec des battements de l'artère sous-clavière sur le sommet gauche, comme s'il était induré. En 1886, voyage en Angleterre, pluie continuelle, rhume ; peu de soins médicaux, une ou deux consultations rapides en venant à Londres. Moins bon état, retour à Cannes en octobre. Rétablissement du traitement antérieur ; restauration d'un état meilleur que l'ancien, diminution nouvelle des crachats obtenue par la continuation de la Solution créosotée et de la terpine auxquelles furent ajoutées, en 1887, des inhalations de vapeurs chaudes d'une solution d'acide borique à 15 0/0, prises en respirant simplement, pendant une demi-heure, au-dessus du vase fumant.

Les meilleures conditions de santé existent actuellement, *et jamais aucun autre point que celui touché autrefois n'a été envahi ni à gauche, ni à droite.* L'antisepsie complète a été faite par l'immense quantité de créosote absorbée ; la Solution créosotée et phosphatée a été prise à la dose de deux cuillerées à potage par jour, avec des alternatives de suspension et de reprise.

4ᵐᵉ observation. — A....., femme mariée, dont la sœur, d'une taille colossale et de fort belles proportions, mourut en trois semaines de tuberculose aiguë. (Nous ne la vîmes qu'à l'agonie et nous attribuons cet événement à l'extrême étroitesse d'un logement, surtout de la chambre à coucher, qu'elle avait occupé trop longtemps.) Notre malade, la sœur de la morte, présente les conditions suivantes : beaucoup moins grande, plutôt maigre que grasse, grossesse ; petite fille qu'elle n'a pas nourrie, vivante et bien portante trois ans après sa naissance. A la suite de la grossesse, toux, craquements au sommet ; en haut, à droite et à gauche, souffle et râles. Tuberculose prise au début : Solution créosotée et phosphatée, tonique ferrugineux et quinquina, révulsifs (points de feu et vésicatoires).

Soins assidus de fin janvier au 31 mars ; en avril, mai, juin, juillet, quelques consultations. Guérison en juillet.

5ᵐᵉ observation. — G......, homme de haute taille, robuste, 36 ans, ébéniste de profession et chanteur choriste. Le 22 juillet 1887, hémoptysie abondante remplissant plusieurs cuvettes et ayant duré jusqu'au 25, traitée simplement par le lait glacé et des limonades à l'eau de Rabel préparées chez le malade (50 gouttes d'eau de Rabel en plusieurs fois). Après l'arrêt de l'hémoptysie, l'auscultation montra des râles abondants de tulerculose au côté droit, depuis le sommet du poumon en avant et surtout en arrière jusqu'à cinq centimètres au-dessous de l'omoplate, à sa pointe. Traitement interne : Solution créosotée et phosphatée, prise constamment, à la dose de deux cuillerées à potage par jour, jusqu'au 22 octobre, ferrugineux pendant environ deux mois. Nourriture abondante, l'estomac et l'intestin étant excellents. Traitement externe énergique, mais ne consistant qu'en grands vésicatoires dont le dernier, fin octobre, termina la maladie.

Guérison complète. Auscultation parfaite le 23 janvier 1888, le malade se trouvant dans mon cabinet, sans y être venu pour une consultation. Sur mon conseil, il se retire de la société chorale.

6me *observation.* — D......, garde-forestier d'une propriété de l'État, alerte, 30 ans environ. Depuis plus de deux ans, abondantes hémoptysies, répétées cinq ou six fois dans une année, sans autre traitement qu'une potion à l'ergotine, le malade n'ayant été vu qu'une seule fois par un médecin de l'armée. Le 8 octobre 1887, le même accident se reproduisant, il y eut une grande inquiétude. Après auscultation, nous prescrivîmes la Solution créosotée et phosphatée-calcique qui fut administrée sans interruption jusqu'au 31 décembre ; ferrugineux et vésicatoires,

Complète guérison, se manifestant aussi bien par le retour à une santé parfaite et la suppression de la toux que par l'auscultation. Les lésions se trouvaient seulement à droite, vers la partie moyenne du poumon, en arrière.

7me *observation.* — X......, homme de 32 ans, teint pâle, petits crachements de sang, obscurité du murmure vésiculaire à gauche et en haut ; stérilité après trois années de mariage avec une jeune femme robuste à qui nous ordonnâmes, sous divers prétextes, de quitter le lit du malade et de s'en éloigner le plus possible dans la chambre. Toux, quelques crachements de sang, râles. Traitement : Solution créosotée et phosphatée, fer soluble et vésicatoires.

Modification complète qui sera permanente, si le malade continue à prendre soin de sa santé, à ne plus pratiquer lui-même certains travaux dangereux de sa profession de teinturier.

8me *observation.* — A......, ex-cavalier de l'armée, haute taille. Tuberculose datant du régiment, peu soignée autrefois ; râles et souffle cavitaire en haut, à droite ; crachements de sang abondants l'été dernier, le malade persistant à travailler à la culture des fleurs, sous le grand soleil. Solution créosotée, fer et quinquina, vésicatoires répétés.

Soins du 24 avril au 18 novembre 1887. Situation grandement améliorée par le traitement et le changement de vie. (Le malade séjourne constamment dans une salle à température uniforme où l'on conserve des fleurs vivantes et cueillies.)

9me observation. — L....., jeune femme, mariée, sans enfant, dont la famille a perdu deux tuberculeux, la mère et le frère. Vie très tranquille, presque sans travail et sans chagrins. Il y a cinq mois, toux incessante, amaigrissement, crachats, tantôt blancs, tantôt muqueux et jaunâtres; point d'hémoptysies, inappétence complète, vomissement de tous les aliments, sauf du bouillon. L'auscultation n'indiquait rien que des râles multiples disséminés. partout et ressemblant à ceux de la bronchite; mais en faisant compter, tousser, reprendre fortement la respiration, nous reconnûmes au sommet, à la fosse sus-épineuse de l'omoplate droite, un point de tuberculose aux râles fins et multiples qui s'exaltaient dans la toux. Nous donnâmes la Solution créosotée et phosphatée à la dose de 3 cuillerées à potage par jour, soit trente centigrammes de créosote; pour augmenter encore la dose de l'antiseptique, nous fîmes prendre le matin une cuillerée à bouche d'une autre solution, le Quina créosoté à 8 centigrammes de créosote par cuillerée, titrée et composée par l'auteur de la Solution créosotée-calcique et administrée dans les mêmes conditions, ce qui faisait une dose quotidienne de 38 centigrammes de créosote. A cette médication nous avons ajouté une solution ferrugineuse, prise deux fois par jour, à la fin des repas de midi et du soir. Le traitement externe, sauf les badigeonnages d'iode, était refusé. Nous avons cependant obtenu de faire une séance de points de feu et nous l'avons faite énergique sur tout le derrière du côté droit, au sommet principalement.

L'appétit est revenu, l'embonpoint aussi. L'auscultation indique la disparition complète de la lésion, la toux est supprimée. L'alimentation est devenue excellente; des promenades sont faites deux fois chaque jour, par le beau temps, aux heures les plus favorables. Le traitement est encore continué, quoique la guérison soit assurée avec une vie calme; la rigueur en sera peu à peu diminuée.

10me observation. — T....., femme de 45 ans, maigre et énergique, employée au travail des champs, mère de deux filles bien portantes. Elle présente des râles généralisés, mais dominant à droite, à la région moyenne, en avant et en arrière, des crachats filants et de petites hémoptysies. La Solution créosotée et phosphatée-calcique, les ferrugineux après les repas, avec une alimentation réglée et le repos, la pose de deux vésicatoires, deux séances de points de feu, de nombreux badigeonnages d'iode ont amené la guérison complète : l'auscultation est entièrement bonne, la toux a disparu et la santé sans embonpoint est revenue. Le traitement a duré du 15 décembre 1886 au 11 mars 1887.

CHARGÉ. Traitement homœopathique des maladies des organes de la respiration, cavités nasales, larynx, trachée, bronches, poumons, plèvres. *Deuxième édition,* 1878. 1 vol. in-18 de XXIII-460 pages. . . . 6 fr.

CORLIEU (A.). Aide-mémoire de médecine, de chirurgie et d'accouchements, vade-mecum du praticien, par le docteur A. CORLIEU. *Quatrième édition,* 1886. 1 vol. in-18 jésus de VIII-708 pages avec 448 fig., cart. . 6 fr.

CULLERRE. Magnétisme et Hypnotisme. Exposé des phénomènes observés pendant le sommeil nerveux provoqué au point de vue clinique, psychologique, thérapeutique et médico-légal. *Deuxième édition,* 1886. 1 vol. in-16, avec fig. (Bibliothèque scientifique contemporaine) 3 fr. 50

CYR (J.). Traité pratique des maladies du foie. 1887. 1 vol. in-8°, de 886 pages . . . . 12 fr.

FONSSAGRIVES. Thérapeutique de la phtisie pulmonaire basée sur les indications. *Deuxième édition,* 1880. 1 vol. in-8° de LXIV-560 pages. 9 fr.

HALLOPEAU. Traité élémentaire de pathologie générale. *Deuxième édition,* 1887. 1 vol. in-8° avec figures. . . . . 12 fr.

HARDY (ALFRED). Traité pratique et descriptif des maladies de la peau, par Alfred HARDY, professeur à la faculté de médecine de Paris. 1886. 1 vol. in-8°, avec fig., cart. . . . . 18 fr.

JEANNEL (J.). Formulaire officinal et magistral, international, comprenant environ 4,000 formules tirées des Pharmacopées légales de la France et de l'étranger ou empruntées à la pratique des thérapeutistes et des pharmacologistes, avec les indications thérapeutiques, les doses des substances simples et composées, le mode d'administration, l'emploi des médicaments nouveaux, etc., suivi d'un mémorial thérapeutique. *Quatrième édition,* en concordance avec le Codex médicamentarius de 1884 et le Formulaire des hôpitaux militaires de 1884. 1 vol. in-18 de XVI-1044 pages, cart. . . . . 6 fr. 50

LAVERAN et TEISSIER. Nouveaux éléments de pathologie et de clinique médicales, par A. LAVERAN, professeur à l'École de médecine militaire du Val-de-Grâce, et J. TEISSIER, professeur à la Faculté de médecine de Lyon. *Troisième édition,* 1888. 2 vol. in-8° avec fig. . . . . . . 18 fr.

LITTRÉ (E.). Dictionnaire de Médecine, de Chirurgie, de Pharmacie, de l'Art vétérinaire et des sciences qui s'y rapportent, avec la synonymie *grecque, latine, allemande, anglaise, italienne et espagnole. Seizième édition,* mise au courant des sciences médicales et biologiques et de la pratique journalière, augmentée de six nouveaux glossaires, par E. LITTRÉ, membre de l'Académie française et de l'Académie de médecine. 1886. 1 vol. grand in-8° de 1880 pages à deux colonnes, avec 550 figures. . . . . 20 fr.

LOUIS. Recherches anatomiques, physiologiques et thérapeutiques sur la phtisie. *Deuxième édition,* 1843. 1 vol. in-8° . . . . 8 fr.

SCHMIDT (J.). Microbes et maladies, par le docteur J. SCHMIDT, professeur agrégé à la Faculté de médecine de Nancy. 1886. 1 vol. in-16 de 296 pages avec figures (Bibliothèque scientifique contemporaine) 3 fr. 50

PARIS. — IMPRIMERIE CHAIX, 20, RUE BERGÈRE. — 2676-2-8.